Wie man sich das Rauchen abgewöhnt

AF209255

Ulrich Schweikart

Wie man sich das Rauchen abgewöhnt

© 2004 Ulrich Schweikart
Illustrationen: Aaron Jordan, 76137 Karlsruhe, www.jordan-design.de
Herstellung und Verlag: Books on Demand GmbH, Norderstedt
ISBN 3-8334-0853-7

Kapitel 1

Sehr geehrter Leser, sehr verehrter Raucher, endlich sind Sie auf dem richtigen Weg. Bevor es losgeht, und ich Ihnen ganz konkret zeige, wie Sie durch die Anwendung dieser Entwöhnungsstrategie schnell und unkompliziert zum Nichtraucher werden, muss ich noch etwas vorausschikken.

So möchte ich alle Raucher bitten, das Buch von vorne nach hinten zu lesen und nichts zu überspringen. Denn die Kapitel bauen aufeinander auf und bewirken, nur in der Reihenfolge gelesen, die vorgesehene Wirkung. Auf ein Inhaltsverzeichnis wird aus diesem Grund bewußt verzichtet.

Alle Nichtraucher, die hier lesen, möchte ich dagegen bitten, mit dem hier gewonnenen Wissen sehr zurückhaltend umzugehen. Denn Ratschläge von Ihrer Seite, auch wenn sie noch so gut gemeint sind, können dieser Therapie schaden und den Raucher auf seinem Weg in die Abstinenz behindern.

Ideales Verhalten dagegen ist es, wenn Sie "Ihrem" Raucher das Buch geben, ohne mit ihm über den Inhalt zu sprechen. Behaupten Sie einfach, das Buch nicht gelesen zu haben, oder legen Sie tatsächlich nach diesem, als Kapitel 1 getarntem, Vorwort weg. Gönnen Sie es Ihrem Mitmenschen, wenn er diese Sucht aus eigener Kraft überwindet, und überlassen Sie es auch ihm, wann und wie oft er über dieses Thema sprechen will.

Ein weiterer Aspekt, den ich hier im Vorwort erwähnen

will, ist die universelle Anwendbarkeit dieser Entwöhnungsstrategie. Denn obwohl sich dieses Buch vornehmlich mit dem Zigarettenrauchen beschäftigt, kann das vermittelte Wissen auch bei jeder anderen Sucht angewandt werden.

Schließlich soll noch angemerkt sein, daß es auch dann sinnvoll ist, hier weiter zu lesen, wenn Sie das Rauchen nicht aufgeben wollen. Denn das Buch wird diese Entscheidung hinterfragen, indem es Ihnen Einblick in Ihre Psyche verschafft.

Warum

Warum sollte ein Mensch überhaupt mit dem Zigarettenrauchen aufhören? Das ist der Punkt den ich, hier am Anfang, behandeln und klären will, denn bei oberflächlicher Betrachtung erscheint es unsinnig und überflüssig sich dafür zu interessieren. Bei genauer Analyse hingegen gibt es auf diese Frage eine bemerkenswerte Antwort.

Im ersten Augenblick erscheint es richtig, jedem Betroffenen individuelle Gründe zuzugestehen, warum gerade er mit dem Rauchen aufhören will. Warum sollte man alle Raucher über einen Kamm scheren, ohne die Individualität der Charaktere und die persönlichen Erfahrungen zu berücksichtigen? Zudem ist das gesundheitliche Risiko des Rauchens soweit erforscht und allgemein bekannt, daß sich die Frage nach dem Warum auch aus diesem Grund scheinbar erübrigt. Die Antwort zu dieser Fragestellung findet sich über die Erkenntnis, daß es sich beim Zigarettenrauchen nicht um eine schlechte Angewohnheit, sondern um eine körperliche Sucht handelt.

Bei dieser hier so beiläufig getroffenen Feststellung "Zigarettenrauchen ist eine körperliche Sucht", handelt es sich um einen kleinen Paukenschlag. Denn bedingt durch den relativ undramatischen Verlauf dieser Sucht wird die Art der Abhängigkeit von den Betroffenen, den Mitmenschen und der Gesellschaft im allgemeinen sehr leicht unterschätzt und verkannt.

Das Konsumverhalten der Raucher macht aber den eigentlichen Charakter dieser Abhängigkeit deutlich. Denn die Konstanz mit der zur Zigarette gegriffen wird, findet ihre Parallelen ausschließlich in dem Verhalten anderer Suchtkranker. Aber auch die Rückfallquote abstinenter Raucher gibt Aufschluß über die Intensität dieser Abhängigkeit, denn die Erfolgschancen eines aufhörwilligen Rauchers sind sehr gering. So befindet sich der Raucher in einer ähnlichen Situation wie ein Alkohol- oder ein Heroinsüchtiger! Lediglich die Aus- und Nebenwirkungen seiner Sucht scheinen im Vergleich zu den anderen Suchtkrankheiten nicht so gravierend zu sein.

Mit Ihnen als Raucher brauche ich diesen Punkt allerdings nicht zu diskutieren, denn Sie wissen selbst am besten in welches Schlamassel Sie geraten sind. Sie wissen genau, daß es sich beim Rauchen um eine körperliche Sucht handelt. Hierfür brauchen Sie keinen Beweis und keine Erklärungen. Ähnlich ist es beim Aspekt der körperlichen Schädigung. Denn jeder Raucher bemerkt und weiß nach einer gewissen Zeit, daß er sich und seinen Körper schädigt. Um das festzustellen, benötigt er keine wissenschaftlichen Untersuchungen, sondern die Reaktion des eigenen Körpers macht ihm das immer wieder klar.

Außerordentlich wichtig ist deswegen die Erkenntnis, daß Sie als Betroffener ob der genannten Gründe (Sucht+Schädigung) das Rauchen in Ihrem Innersten nicht befürworten. Zumindest befürworten Sie es nicht in der Form, die ein Außenstehender (Nichtraucher) erwarten würde. Die Wahrheit ist, Sie selbst haben sich schon längst gegen das Zigarettenrauchen entschieden. So wie viele andere Raucher würden auch Sie ganz intuitiv lieber zu der Gruppe gehören, die es fertig bringt mit dem Rauchen aufzuhören, als zu der, die immer weiter raucht. Aus diesem Grund haben denn auch Sie, ganz unabhängig davon wie viel und wie lange Sie rauchen, schon mehrfach versucht aufzuhören. Bis jetzt hatten Sie lediglich keinen Erfolg.

Dabei verdeutlicht aber jeder auch noch so kleine Stoppversuch Ihren Wunsch, sich von der Sucht zu befreien. Genau genommen rauchen Sie heute einzig und allein deswegen, weil Sie es bis jetzt einfach nicht schaffen konnten, damit aufzuhören.

Wenn Sie zu sich selbst ehrlich sind - und das erwarte ich bei der Lektüre dieses Buches von Ihnen - dann erkennen Sie jetzt, daß Sie rauchen, ohne es zu wollen und das schon genau seit dem Tag, als Sie das erste Mal versucht haben, aufzuhören - das kann unter Umständen schon sehr lange her sein.

Dieser krasse Wiederspruch in Ihrem Leben - Sie rauchen obwohl Sie es nicht wirklich wollen - diese bemerkenswerte Tatsache ist der Grund, warum Sie wirklich aufhören sollten. Solange Sie sich nicht von dieser Schizophrenie befreit haben, bleiben Sie sich etwas schuldig und werden mit sich selbst, nicht ganz zufrieden sein können.

Die einzig richtige Antwort auf die Frage nach dem Warum ist damit ausgesprochen und hat gleichzeitig die Vorraussetzung zum Verständnis der nächsten Kapitel geschaffen.

Die Realität

Obwohl Sie vielleicht momentan in Ihrem Inneren akzeptieren, daß Sie aufhören wollen, haben Sie beim Gedanken an die Abstinenz Zweifel und Vorbehalte. Im Nachfolgendem soll Ihnen aus der Seele gesprochen werden. Bitte testen Sie doch einmal, ob Sie die hier aufgelisteten Argumente kennen oder ob Sie sich in dieser Argumentation wiederfinden können.

- "Lohnt es sich, diesen entbehrungsreichen Weg einzuschlagen? Ist das Ziel des Nichtrauchens überhaupt erstrebenswert? Kann ein ehemaliger Raucher Freude am abstinenten Leben haben?"

- "Ein Leben lang nicht mehr zu rauchen hört sich für mich absurd an. Ich werde die Zigaretten wahrscheinlich immer etwas vermissen!"

- "Gibt es jemals ein Ende dieser Entwöhnungstortur? Geht nicht mit einer einzigen gerauchten Zigarette alles wieder von vorne los?"

- "Es gibt viele Situationen in dehnen man nur schlecht "nein" sagen kann. Aber es gibt auch Situationen, da will man einfach rauchen, z.B. wenn man bei einem Unfall gerade noch mit dem Leben davon gekommen ist."

- "Ohne Zigaretten wird das Leben weniger Spaß machen und nicht mehr so schön sein"

- "Ohne Zigaretten kann ich mich nicht optimal konzentrieren, die besten Einfälle habe ich immer beim Rauchen!"

- "Ich werde immer das schöne Gefühl vermissen, mit einem anderen Menschen gemeinsam zu rauchen. Da mein Lebenspartner ebenfalls raucht, kann das Aufhören für mich problematisch werden."

- "Ich könnte aufhören, würde dann aber deutlich an Gewicht zulegen, deswegen habe ich mich für das Rauchen als das kleinere Übel entschieden."

- "Es ist fraglich, ob man jemals eine schwerwiegende körperliche Schädigung davonträgt, schließlich gibt es Raucher die 80 Jahre alt werden"

- "Nichtrauchen ist nicht alles im Leben. Es gibt auch Sachzwänge. Niemand kann sich, nur wegen dem Nichtrauchen auf eine einsame Insel zurückziehen."

- "Nur wenige Raucher schaffen es für immer aufzuhören, warum sollte gerade ich einer dieser Asketen sein?"

Wenn Sie sich in dieser Aufzählung wiedergefunden haben, wenn Sie dieser Beschreibung der Problematik zustimmen oder diese teilweise als richtig erachten, dann lesen Sie im richtigen Buch, und Sie werden schon im nächsten Kapitel überrascht sein.

Die Aussicht

Ihre Zukunft als Nichtraucher wird sich sehr viel positiver gestalten, als das aus den Argumenten des letzten Kapitels herauszuhören war.

Ich verspreche Ihnen, Sie werden schon bald wie ein "richtiger Nichtraucher" empfinden (unter diesem Begriff verstehe ich einen Menschen, der in seinem Leben nie richtig geraucht hat). Alles wird für Sie dabei so, wie es damals war, als Sie noch keine Erfahrungen mit Zigaretten hatten. Rauchen ist dann für Sie kein Thema mehr, sondern es ist für Sie unvorstellbar und indiskutabel. Aber nicht nur Sie, sondern auch Ihre Mitmenschen werden den Gedanken, daß Sie es tun könnten, als absurd ansehen.

Dabei wird Ihnen Ihr Laster nicht fehlen. Ganz im Gegenteil, bei dem Gedanken an Zigaretten werden Sie Ekel verspüren, so wie das bei Nichtrauchern normal ist. Der Gedanke zu rauchen oder es gar ein Leben lang zu tun, wird Sie abstoßen. Ihr Wohlbefinden wird sich durch die Abstinenz erheblich steigern. Sie werden froh sein, aufgehört zu haben. Sie werden auch nicht an Körpergewicht zunehmen. Wenn Ihr Lebenspartner rauchen sollte, werden Sie das nicht mehr bewußt wahrnehmen. Ohne auch nur einen Gedanken an das Rauchen zu verschwenden, werden Sie Ihr Leben, so weit das möglich ist, genießen.

Wenn Ihnen aber irgendwann eine Zigarette angeboten werden wird, lehnen Sie diese ab, ohne sich dabei etwas zu denken. Eine Aufforderung zum Rauchen ist dann für Sie so uninteressant, daß Sie den Vorfall entweder sofort vergessen oder ihn erst gar nicht bewußt wahrnehmen. Aber selbst dann, wenn Sie aus irgendeinem Grund wieder ein paar Zigaretten rauchen sollten, ist das für Sie so nebensächlich und unbedeutend wie das für einen "richtigen Nichtraucher" ist.

Der einzige Wermutstropfen, der bleiben wird, ist die Tatsache, daß Sie nicht schon viel früher mit dem Rauchen aufgehört haben. Ihr Nutzen aus diesem Abenteuer wird dagegen die Erfahrung, selbst einmal süchtig gewesen zu sein.

Der im folgenden beschriebene Weg ist dabei alles andere als eine Tortur. Im Gegenteil, es wird ganz leicht für Sie, es wird sogar Spaß machen und sehr schnell zum Erfolg führen. Auch wenn Sie es jetzt noch nicht glauben, aber Sie können die Entwicklung vom Raucher zum Nichtraucher ohne jegliche Probleme in sehr kurzer Zeit absolvieren. Später werde ich noch einmal auf diesen Punkt zu sprechen kommen und bin mir sicher, Sie stimmen dann zu.

Dank Ihrer zukünftigen Standhaftigkeit werden Sie, ohne jegliche Intension und Zutun, auch noch Respekt und Bewunderung bei Ihren Mitmenschen ernten. Sie dürfen also zuversichtlich sein.

Die Sucht

Inzwischen sind Ihnen bestimmt Zweifel gekommen – weiß der Autor worüber er schreibt – oder will er die Leser (die Raucher) nur künstlich motivieren? Sehr wahrscheinlich glauben Sie nicht an die Ankündigung, daß der Abschied von den Zigaretten einfach wird. Denn aus Ihrer Perspektive ist alles andere als leicht, das Rauchen aufzugeben. In einem Punkt sind Sie sich aber ganz sicher, es wird auf keinen Fall schnell gehen, denn eine rasche Entwöhnung erscheint Ihnen unmöglich.

Tatsächlich sind Ihre Vorbehalte aber lediglich ein Symptom Ihrer Sucht und glücklicher Weise auch noch unberechtigt. Denn jeder Süchtige zweifelt am Erfolg, wenn er mit dem Gedanken spielt, aus dem Kreislauf seiner Abhängigkeit ausbrechen zu wollen. Diese Zweifel sind ein Teil der Sucht. So liegt es für jeden Abhängigen außerhalb seines Vorstellungsvermögens, daß er sich ganz und gar und sogar noch auf leichte Weise von seiner Sucht lösen kann. Der Süchtige verhält sich hierbei wie Mensch der sich verirrt hat und fälschlicher Weise mit einem sehr langem Rückweg rechnet.

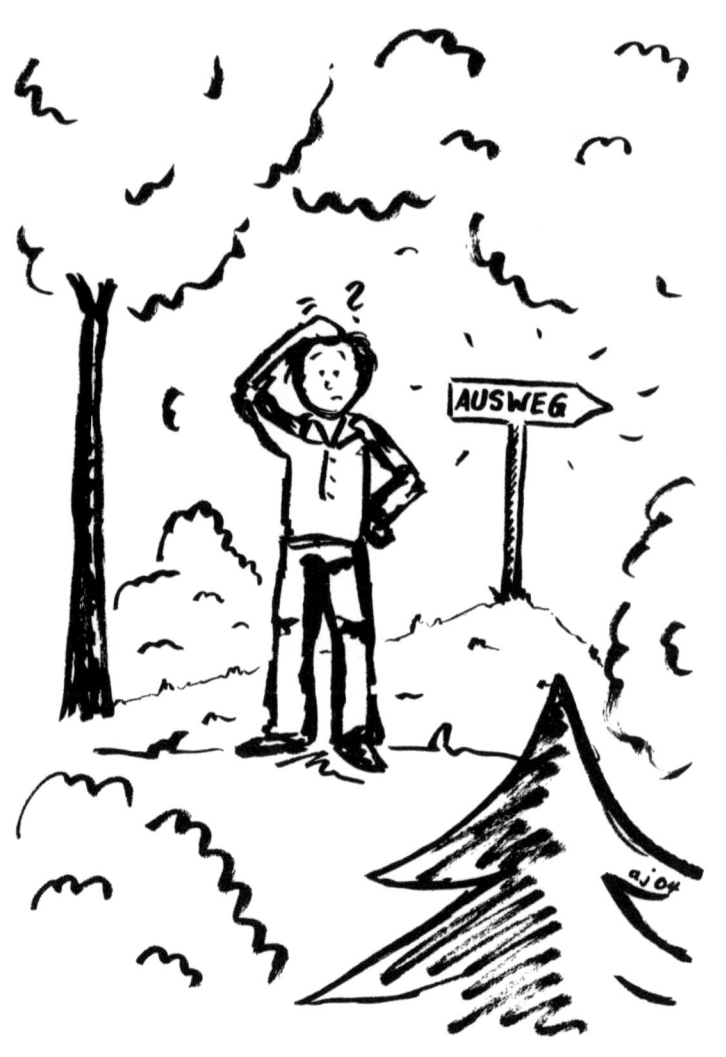

In diesem Zusammenhang ist es zu einfach, wenn man die Zweifel, die den Prozeß der Entwöhnung so stark behindern, mit den negativen Erfahrungen, also den gescheiterten Stoppversuchen der Süchtigen, erklären will. Sondern die Zweifel verankern sich auch dann in der Vorstellung der Süchtigen, wenn diese versuchen, ihre Abhängigkeit zu rechtfertigen.

Denn wer süchtig ist und raucht, ohne voll dahinter zu stehen (siehe Kapitel "Warum"), wer zugibt aufhören zu wollen, es aber nicht schafft, der erscheint sich selbst und seinen Mitmenschen als Versager. Angetrieben von der Eitelkeit, dem eigenen Stolz und der Verwunderung über die eigene Unfähigkeit aufzuhören, sucht der Raucher deswegen nach Argumenten und Gründen, die sein Versagen rechtfertigen. Der Einfallsreichtum ist dabei groß, und jeder Süchtige entwickelt in dieser Situation seine persönliche Vorstellung, warum es gerade ihm nicht möglich ist, das Laster einzustellen.

Bei der Suche nach den Ursachen ist der Raucher allerdings nicht kritisch. Anstatt die von ihm beanspruchten Erklärungen genau zu hinterfragen, akzeptiert er jedes scheinbar plausible Argument. Eine Auseinandersetzung über die Richtigkeit seiner Theorien erscheint ihm überflüssig, denn die mit aller seiner Kraft, Euphorie und positivem Denken angegangenen, aber gescheiterten Stoppversuche haben für ihn schon mehrfach den Beweis erbracht, daß er nicht aufhören kann.

Die eigene Labilität ist ein Beispiel für diese nur halb durchdachten Erklärungen. Denn fast jeder Süchtige hält sich selbst für labil und versucht damit indirekt die eigene Abhängigkeit zu rechtfertigen. Tatsächlich sind Raucher aber nicht labiler als ihre nichtrauchenden Zeitgenossen sondern einfach nur süchtig. (Diese Tatsache ist daran zu erkennen, daß Raucher in allen Berufen dieser Welt zu finden sind.)

Im Laufe der Zeit verinnerlicht der Raucher seine nicht hinterfragten Erklärungen, die begründen, warum er nicht aufhören kann. Denn die immer offensichtlichere Schädigung des eigenen Körpers, kombiniert mit dem immer stärkeren Verlangen nach Zigaretten, fordern von ihm immer bessere Argumente. So errichtet er aus seinen Rechtfertigungen und Erklärungen einen Schutzwall, über den er dann selbst nicht mehr blicken kann und auch nicht mehr blicken will. Er glaubt dann lieber seine eigenen Theorien und belügt sich damit mehr oder weniger selbst.

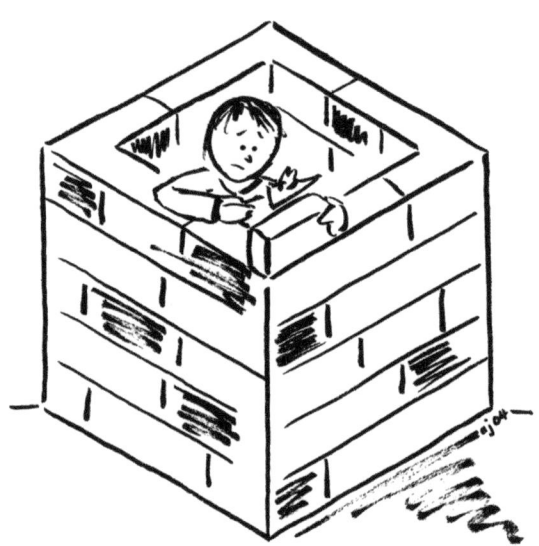

So kommt der Raucher nach einer gewissen Zeit an den Punkt, wo er den Sinn der Abstinenz an sich bezweifelt. Ein Leben ohne Zigaretten erscheint ihm nicht mehr vorstellbar. Ein Leben ohne Zigaretten erscheint ihm wie ein lebenslanger Verzicht und deswegen auch nicht mehr erstrebenswert. Den trotzdem hin und wieder aufflammenden Wunsch, abstinent zu sein, verdrängt der Raucher gleichzeitig so gut wie er es kann. Dieses Verhalten garantiert ihm einen sorgenfreien Konsum und repariert gleichzeitig sein angeschlagenes Selbstwertgefühl, denn seine Unfähigkeit, die Sucht zu überwinden ist für ihn selbst und seine Mitmenschen kaschiert.

Da aber jeder Raucher, bzw. jeder Süchtige diesen beschriebenen Sinneswandel vom unbedarften Außenstehenden bis hin zum durch und durch überzeugten Konsumenten in kürzester Zeit durchläuft, wird hierbei das Wesen der Sucht deutlich. So stellt sich eine körperliche Sucht, wie das Zigarettenrauchen, auch als starke psychische Abhängigkeit dar. Eine Eigenschaft die in ihrer Tragweite sehr oft nicht erkannt und unterschätzt wird. Denn diese Sucht kann nicht mehr allein durch einen körperlichen Entzug überwunden werden. Dieser ist zwar ein Schritt in die richtige Richtung, aber eine abstinente Phase macht aus einem Raucher keinen Nichtraucher. Dieser Umstand wird auch daran deutlich, daß es zwar relativ vielen Rauchern gelingt, für ein paar Tage abstinent zu bleiben, es aber insgesamt nur sehr wenige schaffen, das Rauchen endgültig aufzugeben.

So ist bei Rauchern auch nach dem rein körperlichen Entzug die psychische Abhängigkeit sehr stark ausgeprägt. Diese stellt sich in Form von Gedanken dar, die den Entwöhnenden verunsichern und ihn sehr leicht rückfällig werden lassen. Ein Beispiel für diese Gedanken ist es, wenn sich ein Entwöhnender ohne Zigarette nicht mehr attraktiv fühlt. Weitere Beispiele finden Sie im Kapitel "Die Realität". Denn alle dort angeführten Erklärungen entstammen der Gedankenwelt der Raucher und sind unter dem Strich nichts anderes als der verzweifelte Versuch, die Abhängigkeit in irgend einer Weise zu rechtfertigen. Tatsächlich hält aber keines dieser Argumente einer wirklich ernsthaften Hinterfragung stand.

Ein weiteres Beispiel für einen derartigen Gedanken ist der Irrglaube, daß ehemalige Raucher nur durch das Rauchen einer einzigen Zigarette, praktisch automatisch, wieder rückfällig werden. Diese Vorstellung ist allerdings nicht nur bei Süchtigen, sondern auch schon in der Gesellschaft weit verbreitet und zeigt deswegen, wie perfekt eine psychische Abhängigkeit die Menschen täuscht. Später werden Sie sehen, daß es für diesen späten Rückfall eines Süchtigen keinen Automatismus, sondern einen bestimmten Grund gibt, und daß es sich deswegen auch hierbei nur um eines von vielen vorgeschobenen Argumenten zur Rechtfertigung dieser Sucht handelt.

So wird der Süchtige, ohne es zu bemerken, immer wieder zum Opfer seiner eigenen Gedanken. Dabei ist es unerheblich, was der Betroffene im Einzelnen und im Detail denkt. Auch die hier genannten Beispiele sind willkürlich gewählt und treffen nicht auf jeden Charakter zu. Wichtig aber ist die Erkenntnis, daß es in erster Linie nicht die körperlichen Entzugserscheinungen, sondern die Summe seiner Gedanken ist, die für den Raucher die Überwindung der Sucht so schwer machen. Die Problematik hierbei ist, daß sich die

Süchtigen mit "normalen" Mitteln nicht gegen diese Manipulation ihrer Gedanken wehren können. So ist es nicht möglich, eine derartige Abhängigkeit allein durch dieses Wissen zu überwinden. Ebenso ist es nicht möglich, einen Süchtigen durch eine Diskussion oder durch Ratschläge von einer psychischen Abhängigkeit zu befreien.

Bevor ich in den nachfolgenden Kapiteln darauf eingehen werde, wie Sie sich trotzdem Ihrer Abhängigkeit sehr leicht entledigen können, will ich klarstellen, daß es sich bei der hier beschriebenen Methode nicht um einen entbehrungsreichen Weg handelt, den Sie durchhalten müssen, um am Ende das eherne Ziel der Abstinenz zu erreichen.

Sondern in den nächsten Kapiteln wird Ihnen gezeigt, wie Sie den täglichen Kampf gegen Ihre eigenen Gedanken gewinnen, und wie Sie dabei Ihr "süchtiges Gehirn" austricksen können. Ein Kampf, bei dem Sie nichts entbehren werden und der vom ersten Tag an Spaß machen wird. Sie erhalten hierzu ein imaginäres Schwert.

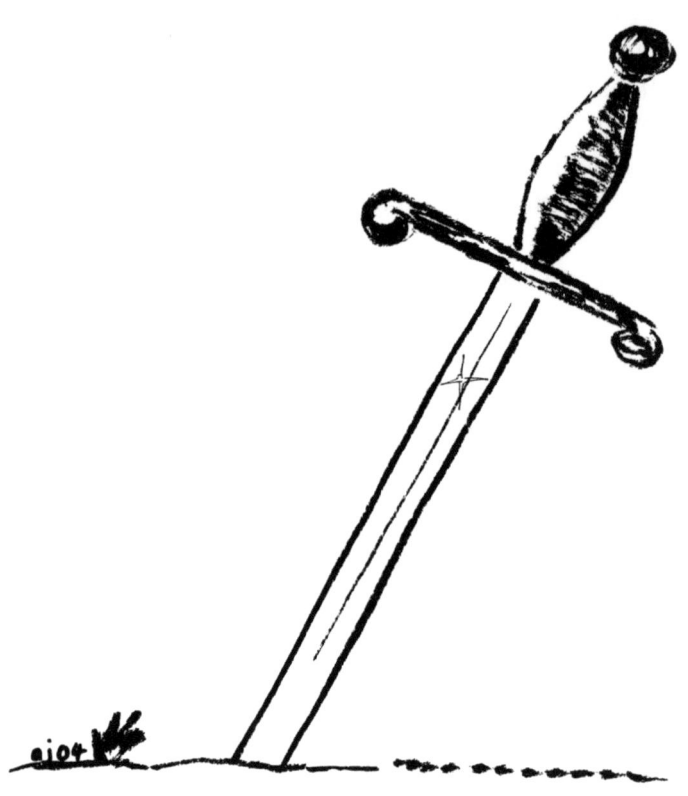

Das Verdrängen

Zigarettenraucher sind sich Ihrer Abhängigkeit nicht permanent bewußt. So kommt es immer wieder vor, daß Raucher ihr Laster für einen kurzen Moment vergessen. Das passiert immer dann, wenn diese engagiert an etwas denken, was nichts mit ihrer Abhängigkeit zu tun hat. So kann ein Raucher z.B. durch einen Telefonanruf derartig abgelenkt werden, daß er den Wunsch nach einer Zigarette kurzzeitig vergißt.

Dieses Phänomen ist einer der Schlüssel zur Überwindung dieser Sucht. Denn sobald sich der Raucher in diesem unbewußten Zustand befindet, registriert er weder Entzugserscheinungen noch das Verlangen nach Zigaretten.

Der einfachste Weg aus der Sucht wird somit deutlich. Der Entwöhnende sollte versuchen, diesen unbewußten Zustand so oft wie möglich einzunehmen. Weitergedacht sollte es das Ziel des Entwöhnenden sein, sich permanent in diesen unbewußten Zustand zu versetzen.

Praktisch erreichen Sie das folgendermaßen: Immer dann, wenn Sie bemerken, daß Sie sich mit Zigaretten oder mit dem Rauchen beschäftigen, zwingen Sie sich unverzüglich ganz bewußt an etwas anderes zu denken. Auf diese Art und Weise vertreiben Sie die Gedanken an das Rauchen systematisch aus Ihrem Gehirn und können dadurch immer wieder in den Zustand wechseln, in dem Sie sich Ihrer eigenen Sucht nicht bewußt sind.

Bei diesem Ratschlag handelt es sich nicht um einen schlechten Witz, sondern zu diesem Verhalten gibt es keine

Alternative, denn je länger Sie in vollem Bewußtsein gegen Ihre Sucht ankämpfen, desto länger werden Sie leiden und desto schwieriger wird es für Sie, Ihrem Verlangen zu widerstehen. Deswegen ist es auch nicht sinnvoll auf eine zufällige Ablenkung zu warten, sondern das bewußte, aktive Ablenken ist in dieser Situation das richtige Verhalten.

Da es aber aus Ihrer Perspektive schwierig und fast unmöglich erscheint, sich immer wieder neu ablenken zu müssen, behelfen Sie sich mit einem Trick. Dieser besteht darin, prinzipiell nicht mehr über das Rauchen nachzudenken. Gemeint ist hiermit die Verbannung aller Gedanken, die auch nur in entferntester Weise etwas mit diesem Thema zu tun haben. Durch diese Blockade machen Sie es nämlich den Gedanken, die sie zum Rauchen verleiten wollen, sehr schwer an Sie heranzukommen. Zusätzlich verlängern sich durch diese Taktik Ihre unbewußten Phasen und Sie werden deshalb seltener gefordert. Das ist in Ihrer Situation Gold wert.

Hierzu ein Beispiel:

So ist es ein Fehler, wenn Sie Ihre abstinenten Tage auf einem Kalender markieren. Denn immer dann, wenn Sie sich damit beschäftigen, wie lange Sie schon rauchfrei sind, werden Sie sich zwangsläufig Ihrer Abhängigkeit bewußt. Dieser Zustand ist für Sie ungünstig, denn hierdurch entsteht die Möglichkeit, daß Sie in dieser Situation leiden oder womöglich Ihrem Verlangen nachgeben.

Zusätzlich wird an diesem Beispiel eine weitere Eigenschaft dieser Gedanken deutlich. Denn der quälende Wunsch nach einer Zigarette entsteht in der Regel nicht schlagartig, sondern er entwickelt sich sehr oft aus einer scheinbar harmlosen Idee.

So passiert es den Entwöhnenden immer wieder, daß sie sich mit Gedanken zum Thema Rauchen beschäftigen, die ihre eigentliche Intension verschleiern, und die im ersten Augenblick positiv und hilfreich erscheinen. Nach kurzer Zeit verwandeln sich diese Gedanken dann in den knallharten Wunsch eine Zigarette rauchen zu wollen.

Auch ein Entwöhnender, der darüber nachdenkt, wie er sich verhalten soll bzw. wie er am geschicktesten ablehnen kann, wenn ihm in Zukunft Zigaretten angeboten werden, fällt in dieses Muster. Denn obwohl dieser Gedankenansatz, von der Idee sehr gut gemeint ist, ruft er beim Entziehenden die eigene Abhängigkeit in das Bewußtsein und führt ihn damit auf sehr dünnes Eis. (Angemerkt soll hier sein, daß im folgenden noch darauf eingegangen wird, wie Sie sich in derartigen Situationen am besten verhalten.)

Mit der prinzipiellen und kategorischen Verbannung aller Gedanken, die auch nur im entferntesten etwas mit dem Rauchen zu tun haben, blockieren Sie diesen Mechanismus. Diese radikale Verbannung sämtlicher Gedanken ist Ihrem Gehirn gegenüber insgesamt vielleicht etwas ungerecht, hat aber den großen Vorteil, daß Sie die Gedanken, die Ihrer Abstinenz abträglich sein könnten, mit einer Trefferquote von hundert Prozent eliminieren.

Auch zu diesem Verhalten gibt es für Sie keine Alternative, denn der einzige Schutz vor den Gedanken in Form von trojanischen Pferden besteht darin, diese nicht in Ihren Kopf hineinzulassen.

Bei der Umsetzung dieser Taktik kommt Ihnen zu gute, daß sich die, aus der Sicht des Entwöhnenden, "unerwünschten Gedanken" in ihrer Anfangsphase sehr leicht verdrängen lassen. Das trifft besonders dann zu, wenn sich diese scheinheilig präsentieren. So ist es z.B. wesentlich leichter, keine Notizen über den Verlauf der Entwöhnung anzufertigen und sofort an etwas anderes zu denken, als erst nach der Beschäftigung mit der eigenen Abhängigkeit wieder Ablenkung zu suchen.

Pikanter Weise bringt es die Strategie der prinzipiellen und kategorischen Verbannung der "unerwünschten Gedanken" mit sich, daß Sie nicht über den Verlauf Ihrer eigenen Entwöhnung reflektieren und resümieren dürfen. Eine geistige Auseinandersetzung über den Sinn oder den Erfolg dieser Therapie ist Ihnen bei konsequenter Umsetzung des Verdrängens also nicht mehr möglich. Hierzu gehört relativ viel Mut, denn Sie müssen sich über sämtliche Zweifel und Vorbehalte, die Sie womöglich noch immer gegen diese Therapie haben, hinwegsetzen. Anderseits ist dieser Weg auch sehr einfach, leicht und bequem, denn auf diese Art und Weise lassen Sie auch alle Ängste und Sorgen hinter sich, da Sie auch an diese nicht mehr denken dürfen.

Tatsächlich gibt es bei dem Weg, der vor Ihnen liegt aber auch nichts zu bedenken, denn Sie wissen, warum Sie den Weg eingeschlagen haben, und Sie wissen in Ihrem Innersten, daß es der richtige Weg ist (siehe Kapitel "Warum"). So gehen Sie ihn ohne sich jemals umzudrehen.

Von einem anderen Blickwinkel aus betrachtet, wird Ihnen durch das radikale Verdrängen auch nicht zu viel zugemutet, denn wie fast jeder Raucher haben wahrscheinlich auch Sie, die negativen Aspekte Ihrer Sucht jahrelang verdrängt, und das wider besseren Wissens! Dagegen ist das, was hier von Ihnen verlangt wird, ein Kinderspiel. Übrigens das "Verdrängen" funktioniert auch dann problemlos, wenn sie mit einem Raucher zusammenwohnen, Sie werden lediglich etwas öfter gefordert. Im Verlauf Ihrer Entwöhnung werden Sie aber feststellen, daß Sie nicht durch jede Konfrontation mit dem Rauchen zwangsläufig aus Ihrem unbewußten Zustand zurückgeholt werden.

Alles, worauf Sie achten müssen, ist die kritische Hinterfragung Ihrer Gedanken. Hierbei sollten Sie so frei sein und öfter mal eine Idee zu Unrecht blockieren, als sich nur einmal auf das Glatteis führen zu lassen. Heiter wird es, sobald ihr Gehirn bemerkt, daß es mit den "unerwünschten Gedanken" bei Ihnen nicht mehr ankommt. Immer aberwitziger werden dann gedankliche Umwege, die Ihnen präsentiert werden, und die Sie zum Thema Rauchen führen sollen. Gleichzeitig wird das Spiel für Sie immer leichter zu durchschauen. Sobald Sie selbst feststellen, wie leicht Sie sich gegen diese "unerwünschten Gedanken" wehren können, und wie leicht Sie sich auf diese Art und Weise selbst bewußt ablenken können, werden Sie Spaß an der Sache haben. Mit insgeheimer Freude und einem Lächeln auf den Lippen werden Sie dann die "unerwünschten Gedanken" abschmettern, um sofort wieder in den unbewußten Zustand zu wechseln. Sie und Ihr Schwert werden viel Arbeit bekommen.

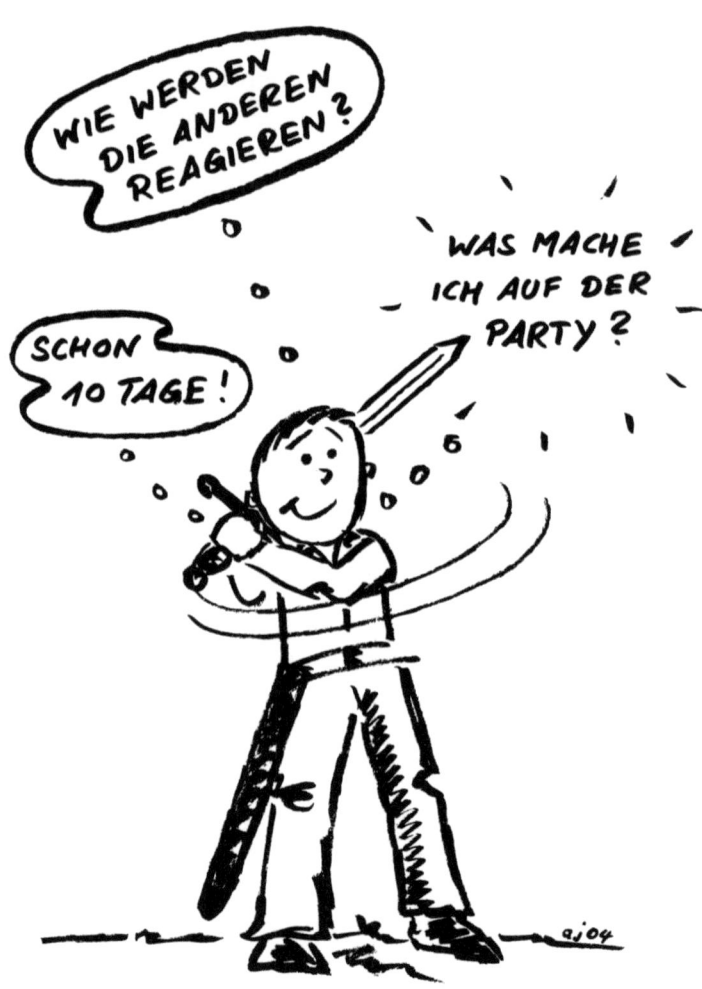

Schon nach kurzer Zeit wird die Häufigkeit der "unerwünschten Gedanken" abnehmen. Dieser Prozeß setzt sich dann solange fort, bis überhaupt keine Gedanken auftreten, die zu verbannen sind. Anders ausgedrückt, nach längerer Abstinenz denken Sie von alleine nicht mehr über das Rauchen und die damit verbundenen Themen nach, Sie befinden sich dann permanent im unbewußten Zustand. Damit ist dann die Sucht in jeder Beziehung überwunden.

Das Verschweigen

Wer sich vorgenommen hat, nicht mehr über das Rauchen nachzudenken, kann das nur dann erfolgreich umsetzen, wenn er auch nicht mehr über das Rauchen spricht. Diese Zwangsläufigkeit ist allerdings nicht der einzige Grund für die an dieser Stelle verordnete Schweigsamkeit, sondern das Verschweigen der eigenen Abstinenz ist ganz allgemein ein geschickter Schachzug bei der Überwindung einer Abhängigkeit.

Ungünstig dagegen ist es, wenn Sie Ihre Abstinenz oder Ihren geplanten Ausstieg schon frühzeitig bekannt machen. Denn die Reaktion Ihrer Mitmenschen auf diese Offenbarung kann Sie bei der Entwöhnung behindern.

Denn mit der Feststellung, das Rauchen aufgegeben zu haben, macht der Entwöhnende ausdrücklich auf seine Situation aufmerksam und forciert damit ein Gespräch über seine Abhängigkeit. Im ungünstigsten Fall verbreitet sich das Wissen über die Abstinenz im ganzem Bekanntenkreis, und der Entwöhnende wird ständig auf seine Entziehung angesprochen. So muss er dann Glückwünsche ob seiner klugen Entscheidung, Mitleidsbekundungen, gute Ratschläge, oder Prognosen über die Dauer seiner Standhaftigkeit über sich ergehen lassen.

Diese Situationen sollten Sie vermeiden, denn das gesteigerte Interesse Ihrer Mitmenschen behindert Sie bei der Strategie des konsequenten Verdrängens und erschwert Ihnen deswegen den Weg in die Abstinenz.

Hierzu kommt noch ein zweiter Punkt, denn die plötzliche Enthaltsamkeit eines Rauchers ist für alle anderen nahestehenden Raucher in gewisser Weise ein Affront. Schlagartig werden diese an das ungelöste Problem in ihrem Leben erinnert, und das jeweilige Gedankengerüst, mit welchem sie ihre Sucht rechtfertigen, beginnt zu wackeln. In dieser Situation kann es zu Reaktionen kommen, die eine Entwöhnung ebenfalls behindern. So passiert es z.B. häufig, daß andere Raucher eine verkündete Abstinenz ganz bewußt auf die Probe stellen oder gar versuchen, diese zu torpedieren. Auch diese Reaktion erschwert Ihnen das Verdrängen, und behindert Sie deswegen auf dem Weg in die Abstinenz.

(Das Motiv für dieses zweifelhafte Verhalten liegt in der Frustration dieser Raucher. Denn da diese es selbst nicht fertig bringen, die Sucht zu überwinden, gönnen sie diesen Erfolg auch keinem anderen.)

So wird deutlich, daß Sie sich Ihren Mitmenschen gegenüber sehr zurückhaltend verhalten sollten. Schneiden Sie deswegen das Thema Rauchen bzw. Nichtrauchen selbst nicht an. Wenn aber Sie auf Ihre Abstinenz angesprochen werden, und das ist vorprogrammiert, dann spielen Sie Ihre Erfolge konsequent herunter. Behaupten Sie ganz frech, daß Sie lediglich weniger rauchen und verleugnen Sie Ihre Abstinenz.

Hierbei kommt Ihnen zu Gute, daß das Reduzieren des Zigarettenkonsums bei Rauchern sehr populär ist, denn jeder Raucher findet es gut und betreibt es selbst mehr oder weniger konsequent. Aus diesem Grund unterstützen sich die Raucher bei der Reduktion des Zigarettenkonsums sogar gegenseitig.

Sollten Sie aber an hartnäckige Mitmenschen geraten, die genau wissen wollen, ob Sie noch rauchen oder nicht, dann ist es sogar besser - quasi zum Gegenbeweis - eine Zigarette zu rauchen oder an einer Zigarette zu ziehen, als wenn Sie "Das Verschweigen" brechen.

Wenn möglich, lassen Sie es aber nicht so weit kommen, sondern wechseln ganz bewußt das Gesprächsthema, um so den neugierigen Fragen auszuweichen. Im Normalfall ist das sehr leicht, denn kaum jemand interessiert sich tatsächlich für Ihren Zigarettenkonsum. (Ihrem Lebenspartner sagen Sie, daß Sie in Zukuft weniger rauchen und nicht darüber sprechen wollen, er wird es akzeptieren)

Ganz allgemein ausgedrückt ist es sinnvoll, möglichst wenig Aufhebens um Ihre bevorstehende oder gestartete Abstinenz zu machen. Sprechen Sie deswegen keine Rauchverbote in Ihrer Nähe oder in Ihren Räumen aus und verlangen Sie von Ihren Mitmenschen keinerlei Änderung des Verhaltens.

Unter Beachtung dieser Regeln ist das Verschweigen der Abstinenz sehr einfach, und Sie profitieren sehr schnell davon, da sich Ihre Mitmenschen in kürzester Zeit an Ihr geänderetes Rauchverhalten gewöhnen, um es dann zu ignorieren. Auf diese Art und Weise können Sie den Weg in Abstinenz relativ unbemerkt, unbeobachtet und unabhängig von Ihren Mitmenschen gehen.

Machen Sie sich also einen Spaß daraus, und verschweigen Sie Ihre Entwöhnung und behaupten Sie, lediglich weniger zu rauchen.

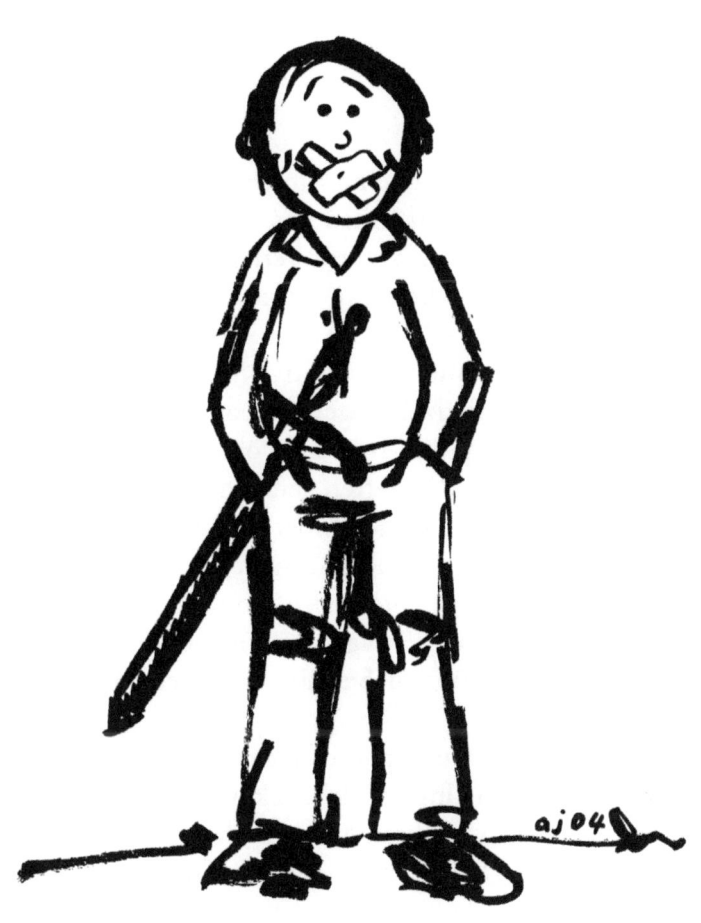

Der Rückfall

Wenn Sie während einer abstinenten Phase einen Rückfall erleiden, wenn Ihnen das Nichtrauchen zu viel wird, wenn Sie ein sehr starkes Verlangen nach Zigaretten verspüren und nicht mehr damit fertig werden, dann rauchen Sie einfach - "Na und". Sie stehen unter keinem Erfolgsdruck. Niemand verlangt, daß Sie sich das Rauchen sofort oder in Rekordzeit abgewöhnen. Befreien Sie sich von der Vorstellung, daß Ihre Entwöhnung, nur weil Sie wieder mal ein paar Zigaretten geraucht haben, schwieriger wird oder womöglich gefährdet sei. Diese Vorstellung ist nicht richtig! Ein Rückfall ist nicht der Mißerfolg, für den er in der Regel gehalten wird. Sondern ein Rückfall ist ein Indiz für Ihren Erfolg. Denn nur dann, wenn Sie abstinent waren, können Sie überhaupt erst rückfällig werden.

Da Sie, wie im letzten Kapitel erläutert, Ihre bevorstehende Abstinenz in Ihrem Umfeld nicht bekannt gemacht haben, wird ein Rückfall von Ihren Mitmenschen nicht bemerkt. So kommt es, daß Sie in einer derartigen Situation nicht als Verlierer, sondern als Gewinner angesehen werden. Denn niemand sieht in dem Ende Ihrer Abstinenz ein Scheitern, sondern es wird Ihnen Bewunderung zuteil, wie es für Sie möglich ist, nur selten oder nur so wenig zu rauchen. Das "Verschweigen" verschafft Ihnen somit die Freiheit, während Ihrer Entwöhnungsphase so oft rückfällig zu werden, wie es Ihnen beliebt. Ohne unter kritischer Beobachtung zu stehen, und ohne sich erklären zu müssen, können Sie sich daher auch während eines Rückfalls auf das konsequente "Verdrängen" konzentrieren.

Bei genauer Betrachtung liegt ein Rückfall aber auch erst dann vor, wenn Sie wieder damit beginnen, sich selbst etwas vorzumachen. Erst dann, wenn Sie den Wunsch nach der Abstinenz verdrängen oder verleugnen, dann sind Sie wirklich rückfällig geworden. Solange Sie aber Ihr Ziel nicht aus den Augen verlieren, und nach einer gewissen Zeit wieder stark genug sind um den nächsten Angriff gegen Ihre Sucht zu starten, bleiben derartige Ausrutscher völlig unbedeutend.

Tatsächlich muss man, um die Situation richtig darzustellen, noch einen Schritt weiter gehen, denn Ausrutscher sind bei einer Entwöhnung normal. Nur die Vorstellung, daß ein Entwöhnender an einem bestimmten Tag aufhört, und danach nie mehr rauchen darf, weil für ihn sonst alles von vorne losgeht, ist problematisch. Diese weit verbreitete Theorie ist ein außergewöhnlicher Störfaktor bei der Entwöhnung. Denn da es praktisch niemand fertig bringt, das Rauchen ohne einen einzigen Rückfall aufzuhören, erzeugt diese Vorstellung unnötige Frustration und begünstigt den Mißerfolg. Die Wahrheit dagegen ist, daß die Sucht nur von demjenigen überwunden wird, der sich von seinen Rückfällen nicht irritieren läßt. Diese Vorraussetzung ist in Ihrem Fall durch das konsequente "Verdrängen" gegeben. Denn Sie verschwenden keine Sekunde mit dem Gedanken, daß sich einer Ihrer Ausrutscher auf den Erfolg Ihrer Entwöhnung auswirken könnte. So wie erläutert, ist es Ihnen nämlich untersagt, über Themen nachzudenken, die etwas mit dem Rauchen zu tun haben.

An dieser Stelle wird klar, daß einzelne Zigaretten, egal zu welchen Zeitpunkt Sie diese rauchen, keinen Einfluß auf den Erfolg dieser Therapie haben. Hierdurch erklärt sich auch der angesprochene Umstand, daß es in bestimmten Situationen geschickter ist, eine Zigarette zu rauchen als z.B. den Vorsatz des konsequenten "Verschweigens" aufzugeben. So können Sie jedem Ausrutscher gelassen entgegen blicken, denn unabhängig davon, wie oft oder wie lange Sie rückfällig werden, bleibt das Konzept des konsequenten "Verdrängens" immer gleich.

Bei der hier angeratenen Gelassenheit im Bezug auf eventuelle Rückschläge erscheint die empfohlene Schutzbehauptung, das Rauchen nicht aufgehört zu haben, sondern lediglich weniger zu rauchen (siehe Kapitel "Das Verschweigen"), plötzlich in einem anderen Licht. Denn unter diesem Blickwinkel handelt es sich hierbei nicht um eine Unwahrheit, sondern eher um eine realistische Einschätzung der Situation.

Die angesprochene Gelassenheit gilt auch für einen eventuellen Rückschlag, den Sie nach langer Abstinenz durchleben. Denn wenn Sie z.B. nach einem Jahr der Enthaltsamkeit wieder einmal Rauchen sollten, dann wissen Sie schon heute, wie darauf zu reagieren ist. Ganz bewußt und konsequent verdrängen Sie die Gedanken an den Vorfall. Dieses Verdrängen gleicht übrigens dem Verhalten eines richtigen Nichtrauchers (siehe Kapitel "Die Aussicht"). Denn dieser wird durch das Rauchen von ein paar Zigaretten auch nicht zwingend süchtig, sondern er macht sich diesbezüglich überhaupt keine Sorgen und verdrängt das Thema automatisch und unterbewußt. Ganz nebenbei bemerkt bedarf das "Verdrängen" für einen nach diesen Regeln Entwöhnenden nach so langer Abstinenz keinerlei Anstrengung.

Beispielhaft ungünstig dagegen wäre es, wenn Sie nach dem geschilderten, sehr späten Rückfall wieder damit beginnen würden, Ihre rauchfreien Tage auf einem Kalender zu markieren etc....

Diese klare Perspektive für den Fall eines Ausrutschers ist ein weiterer Schlüssel zur erfolgreichen Entwöhnung. Denn viele ehemalige Raucher leben zwar abstinent, wissen aber nicht, wie und warum sie es geschafft haben die Sucht zu überwinden. Unter den Voraussetzungen kommt es dann bei dieser Gruppe durch kleine Ausrutscher sehr leicht zum Ende der abstinenten Phase.

Aus der Beobachtung dieses Phänomens hat sich die hier schon im Kapitel "Die Sucht" angesprochene, allgemein anerkannte Theorie etabliert, daß ehemalige Raucher auch nach langer Abstinenz im Bezug auf Zigaretten zwangsläufig sehr labil sind.

Dieser Zwangsläufigkeit wird hier widersprochen, denn es gibt aus meiner Sicht keinen körperlichen oder biologischen Automatismus für dieses Verhalten, sondern diese tatsächlich beobachtbare Labilität begründet sich ausschließlich durch Unsicherheit der Menschen in dieser Situation.

Diese Reaktion, bzw. diese Schwäche wird aber bei der hier beschriebene Entwöhnungsmethode schon allein durch ihren Anspruch überwunden. Denn es soll durch dieses Buch ausdrücklich kein knapper Sieg über die Abhängigkeit errungen werden, bei dem ein paar gerauchte Zigaretten eine Rolle spielen, sondern es soll die Erkenntnis vermittelt werden, daß es bei richtiger Vorgehensweise nicht nur leicht ist und Spaß macht, eine Sucht zu überwinden, sondern daß dieser Vorgang auch mühelos wiederholbar ist.

Das Konzept

Zu der hier beschriebenen Entwöhnungsmethode gehört Courage. Denn normalerweise bedenken wir jede unserer Handlungen mehrfach. Vor jeder Aktion überdenken wir unsere Schritte. Nach jeder Aktivität reflektieren wir über das Resultat. Gerade in schwierigen Situationen kommunizieren und diskutieren wir mit anderen unsere Probleme.

Diese Therapie verlangt aber genau das Gegenteil von Ihnen. Sie dürfen nicht mehr planen, nicht mehr reflektieren und sich auch nicht mehr beraten. Da Sie diese Strategie für eine längere Zeit anwenden sollen, machen Sie sich noch vor dem Beginn folgende Punkte klar:

- Vergegenwärtigen Sie sich, daß es Ihr Wunsch ist, mit dem Rauchen aufzuhören. Machen Sie sich diesbezüglich selbst nichts mehr vor.

- Überdenken Sie die angeratene Strategie. Sie ist leicht zu realisieren, Sie hat keine Nachteile und schadet niemand.

- Vertrauen Sie auf den Erfolg dieser Therapie, und beschäftigen Sie sich deswegen ganz bewußt nicht mit anderen, vermeintlich besseren Entwöhnungsmethoden.

- Befreien Sie sich von der Vorstellung, daß Sie an einem bestimmten Tag mit dem Rauchen aufhören oder aufgehört haben.

- Stellen Sie keine Regeln auf, wie Ihre Entwöhnung zu verlaufen hat.

Wenn Sie mit Ihrer abstinenten Phase begonnen haben, dann halten Sie sich an folgende Strategie:

- Erzählen Sie niemandem, daß Sie vorhaben, mit dem Rauchen aufzuhören. Verschweigen Sie es aber auch dann, wenn es schon längst Wirklichkeit geworden ist.

- Wenn Sie auf Ihre Abstinenz angesprochen werden, dann spielen Sie diese herunter, und wechseln so schnell wie möglich das Gesprächsthema.

- Vermeiden Sie es, über Ihren Zigarettenkonsum zu reflektieren, denken Sie aber auch nicht über positive oder negative Aspekte Ihrer zukünftigen Abstinenz nach. Zählen Sie weder die abstinenten Tage noch die gerauchten Zigaretten.

- Denken Sie nicht darüber nach, wie auf Ihre Abstinenz reagiert werden wird.

- Sobald Sie sich dabei ertappen, daß Sie über etwas Nachdenken, was auch nur im weitesten Sinn mit dem Thema Zigaretten zu tun hat, dann verbannen Sie diesen Gedanken aus Ihrem Kopf und zwingen sich, an etwas anderes zu denken.

- Wenn Sie Verlangen nach Zigaretten verspüren, wenn Sie sich Ihrer Situation bewußt werden, dann setzen Sie alles daran, um wieder in den unbewußten Zustand zu gelangen.

- Werden Ihre Entzugserscheinungen oder andere Umstände unerträglich, dann rauchen Sie, ohne darüber nachzudenken, so viel Sie wollen. Halten Sie sich aber trotzdem an die Punkte dieser Strategie.

- Bleiben Sie ehrlich und registrieren Sie, wie leicht es während abstinenter Phasen passieren kann, daß Sie bei einer unmittelbaren Konfrontation mit dem Rauchen nicht sofort an die eigene Abhängigkeit denken. Dieser Vorbote des permanent unbewußten Zustandes, wird Sie bestärken.

Wie bereits angekündigt (siehe Kapitel "Die Aussicht") sind diese Verhaltensregeln - und ich denke, Sie stimmen mir zu - nicht nur problemlos, sondern auch sehr schnell umsetzbar. Es bleibt für Sie aber nicht bei einer sturen Einhaltung von Regeln, sondern diese werden im Verlauf Ihrer Entwöhnung sogar überflüssig. Denn Ihre Abstinenz wird Ihnen bald so selbstverständlich sein, daß Sie kein Bedürfnis verspüren sich diesbezüglich Ihren Mitmenschen mitzuteilen. Gleichzeitig gewöhnen sich Ihre Freunde und Bekannten an Ihr verändertes Verhalten, und Sie werden auf das Thema Rauchen nicht mehr angesprochen. Da auch das Verlangen nach Zigaretten verschwindet, beschäftigen Sie sich ganz automatisch nicht mehr mit dem Rauchen und

Sie brauchen somit keine Regeln mehr, die das verhindern. Sie werden dann wieder wie ein "richtiger Nichtraucher" empfinden.

Da es sich hierbei um das erklärte Ziel dieser Therapie handelt (siehe Kapitel "Die Aussicht"), bleibt als einziger noch zu besprechender Punkt die Überwindung des körperlichen Entzugs, auf den ich im nächsten Kapitel eingehen werde.

Der Entzug

Als Betroffener wissen Sie, was auf Sie zu kommt. So wie viele andere Raucher haben wahrscheinlich auch Sie schon einmal für eine Woche oder einen ähnlichen Zeitraum keine Zigaretten geraucht. Sie wissen also in welcher Form sich der Entzug präsentieren wird. Zu diesem Thema brauchen Sie eigentlich keine Erläuterungen. Allerdings will ich Sie daran erinnern, daß der rein körperliche Entzug nach ein paar Tagen der Abstinenz im großen und ganzen überstanden ist. Außerdem möchte ich Ihnen an dieser Stelle bewußt machen, daß Sie sich sehr schnell mit Ihrer Rolle als Nichtraucher identifizieren werden und daraus viel Kraft schöpfen können.

Mit der richtigen Einstellung überwinden Sie die Hundstage dann relativ leicht. Das wichtigste dabei ist, daß Sie trotz der Beeinträchtigung des Wohlbefindens immer locker bleiben und über die, in Schüben auftretenden, Entzugserscheinungen herzhaft lachen.

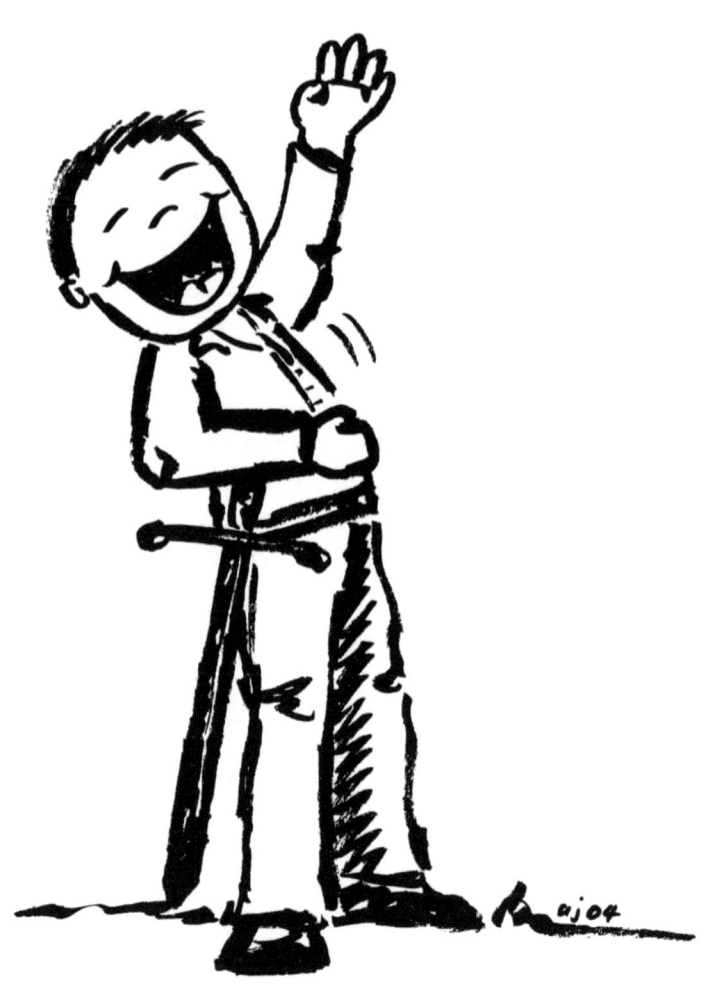

Hierzu haben Sie jeden Grund, denn der Entzug, ausgelößt durch das Rauchen ist zwar deutlich spürbar, aber nicht unerträglich und deswegen auf Grund seiner Harmlosigkeit in gewisser Weise erheiternd. Aber auch dann, wenn Sie unter den Entzugserscheinungen leiden sollten, haben Sie Grund zur guten Laune, denn je stärker Sie den Entzug spüren, desto gewisser ist es, daß Sie auf dem richtigen Weg sind. Genießen Sie trotz allem Ungemach das tolle Gefühl, wenn Sie mit gutem Gewissen die Reinigung Ihres Körpers vorrantreiben.

Dieses positive Denken hilft Ihnen über die ersten Tage des körperlichen Entzuges hinweg. Erst nach dieser Hürde wird es sinnvoll durch das konsequente "Verdrängen" das Dilemma komplett hinter sich zu lassen. Denn das "Verdrängen", so wie es hier beschrieben wurde, führt auf Grund der in dieser Situation sehr kurzen, unbewußten Phasen nur bedingt zu einer Erleichterung. Außerdem fühlt sich ein starker Raucher im Entzug auch während dieser Phasen körperlich schlecht. So kommt es, daß der Entziehende aus den unbewußten Augenblicken, die sich auch ungewollt einstellen, anfangs nur geringen Nutzen ziehen kann.

Anders wird die Situation, wenn der rein körperliche Entzug weitgehend überstanden ist. Dieser Punkt ist dann erreicht, wenn Sie sich in Ihren unbewußten Phasen wieder relativ gut, bzw. nicht mehr schlecht fühlen. Spätestens zu diesem Zeitpunkt sollten Sie mit dem konsequenten "Verdrängen" beginnen und somit ausnahmsweise auch das positive Denken in diesem Bereich einstellen.

Jeder, der schon einmal Erfahrungen mit einem Entzug gemacht hat weiß, daß es sinnvoll ist, vor dem eigentlichen

Generalangriff eine gewisse Reduzierung der täglichen Dosis vorzunehmen. Auch ich will Ihnen hierzu raten, denn niemand sollte sich das Leben schwerer machen als es eigentlich ist.

Eine gute Methode für dieses Ansinnen besteht darin, die erste Zigarette am Tage immer weiter hinauszuzögern, um auf diese Art und Weise möglichst spät mit dem Rauchen zu beginnen. Ganz nebenbei können Sie so das konsequente "Verdrängen" spielerisch üben, und werden dabei feststellen, wie leicht es ist. Durch zeitiges zu Bett gehen, ist es wiederum sehr einfach die am Abend gerauchten Zigaretten drastisch zu reduzieren. Auch das Umsteigen auf leichtere Zigaretten soll hier als sinnvolle Maßnahme erwähnt sein. Prinzipiell will ich hier aber keine festen Regeln aufstellen, wie der Zigarettenkonsum zu reduzieren ist, denn auf diesem Gebiet sind Sie selbst Ihr bester Ratgeber.

Lediglich zu der relativ oft angewandten Methode, den Verbrauch durch zu knappes Einkaufen von Zigaretten zu reduzieren, ist etwas anzumerken. Denn nicht selten veranlaßt diese selbst provozierte Knappheit den Raucher bei seinen Mitmenschen nach Zigaretten nachzufragen. Derartiges Verhalten verät aber sehr schnell den eigentlichen Grund der Knappheit und behindert deswegen das in dieser Therapie angeratene "Verschweigen".

Aus diesem Grund ist es für Sie besser, auch dann eine eigene Schachtel Zigaretten zu kaufen, wenn Sie eigentlich nur eine einzige Zigarette rauchen wollen. Nehmen Sie sich die Freiheit, und werfen Sie die überschüssigen Zigaretten, ohne mit der Wimper zu zucken, weg. Die Kosten, die hierdurch entstehen, sind auch dann, wenn Sie das öfters machen, relativ gering.

Schließlich sollten Sie den eigentlichen Entzug auf einen freien Tag oder ein Wochenende fallen lassen, wenn Sie frei von Ihren Pflichten Zeit dafür haben, den Spuk über sich ergehen zu lassen.

Aus meiner Sicht ist das Wichtigste jetzt gesagt und ich gehe davon aus, daß Ihnen nach der kompletten Lektüre, der endgültige Abschied von der Sucht des Rauchens leicht fällt. Trotzdem will ich, im nächsten Kapitel "Harter Tobak" die Situation der Raucher noch einmal aus einem anderen, unverblümten Blickwinkel beschreiben. Da ich im folgendem nichts beschönigen werde, und da die Raucher nicht gut abschneiden, soll hiermit eine kleine Warnung ausgesprochen sein.

Harter Tobak

Da Sie inzwischen nicht nur wissen, wie Sie sich auf leichte Art und Weise von dieser Sucht befreien können, sondern auch vor diesem Kapitel gewarnt wurden, kann hier die Wahrheit ausgesprochen werden.

Um es deutlich zu sagen, Rauchen ist so ziemlich das unklügste, was der Mensch auf Erden anstellen kann. Denn das Zigarettenrauchen birgt so viele Nachteile, bringt den Rauchern aber umgekehrt keine Vorteile. So muss man sich wundern, daß sich überhaupt so viele Menschen mit dieser Sucht arrangieren.

Einer dieser Nachteile ist bewußte körperliche Schädigung durch das Rauchen. Denn jeder Raucher bemerkt gleich zu Beginn seiner Abhängigkeit, daß er sich schädigt. Die Reaktionen des Körpers sind so eindeutig, daß sie vom Raucher nicht missverstanden werden können. So stellt sich schon nach kurzer Zeit unter anderem morgendlicher Husten, Atemnot beim Treppensteigen und gelegentliche Übelkeit ein.

Dieses Wissen über die eigene Schädigung begleitet den Raucher permanent, denn die Alarmsignale des Körpers werden im Laufe der Zeit immer stärker und geraten deswegen nie in Vergessenheit. Langjähriges Rauchen ist deswegen immer eine Qual und die Betroffenen erleben bewußt mit, wie sich ihr körperlicher Zustand auf Grund ihrer Sucht immer weiter verschlechtert. Zu diesem vorprogrammierten Leidensweg addiert sich für den Raucher noch das erhebliche Risiko, an Lungenkrebs oder ähnlich Gravierendem zu erkranken.

Anbetracht dieser Umständen erscheint es fast zweitrangig, daß die Raucher ihre Zigaretten auch noch teuer bezahlen müssen. Da aber die Preise für die Zigaretten so hoch sind, daß ein durchschnittlicher Raucher im Laufe seines Lebens ein Vermögen für seine Sucht ausgibt, ist dadurch für einen "Normalverdiener" ein weiterer tragischer Nachteil des Rauchens gegeben.

Für Raucher sind das keine Neuigkeiten, denn sie kennen die Nachteile ihrer Sucht am besten. Aus diesem Grund würden sie auch gerne mit dem Rauchen aufhören. Da ihnen dieses aber nicht gelingt, spielen sie vor sich selbst und ihren Mitmenschen die Rolle des überzeugten Rauchers. Die Argumente, die hierbei zur Verharmlosung ihrer Sucht angeführt werden, sind dabei mehr als abenteuerlich. Sprüche wie z.B. "Wer raucht stirbt-und wer nicht raucht stirbt auch" oder wie z.B. "Das Geld für die Zigaretten hätte ich auch anderweitig ausgegeben" sind sehr oft zu hören. An solchen Humbug glauben die Raucher nicht einmal selbst. Trotzdem argumentieren sie auf diese Art und Weise, denn einer sachlichen Diskussion über ihre Sucht wollen sie am liebsten aus dem Weg gehen.

Das eigentliche Drama der Raucher besteht aber darin, daß sie sich immer wieder selbst belügen. So stellen sie z.B. ihr Scheitern bei Stoppversuchen vor sich selbst als willentliche Entscheidung dar und sind damit nicht ganz ehrlich.

Die größte Illusion aber, der sich die Raucher wider besseren Wissens hingeben, ist der Irrglaube, daß sie irgend etwas Positives aus ihrer Sucht gewinnen können. Mit dieser zwanghaften Überzeugung stellen sie das Rauchen vor sich selbst und allen Anderen als persönlich frei ausgewählten Lebensstil dar.

Mit dieser Einstellung kommen die Raucher bei ihren nichtrauchenden Mitmenschen aber nicht besonders gut an. Hier drohen ihnen ständig Zweifel, Bedenken und Widerspruch. Aus diesem Grund meiden die Raucher den Nichtraucher so gut sie es können und orientieren sich lieber an ihren Gleichgesinnten. Diese finden sie wesentlich sympathischer, denn in ihrem Kreis wird ihre Abhängigkeit nicht hinterfragt, sondern im Gegenteil die Raucher bestärken sich untereinander in ihrer Sucht. So machen sich die Raucher gegenseitig vor, daß sie zwar aufhören könnten, es aber aus bestimmten Gründen nicht tun wollen. Gerne glauben sich die Raucher diese geschönte Version der Geschichte, denn sie bestätigen sich damit und bekämpfen auf diese Art und Weise die immer wieder aufflammenden Selbstzweifel. Schert einer der Raucher aus und bleibt für längere Zeit abstinent, so wird er sehr schnell aus dieser intimen (Lügen-)Gemeinschaft der Raucher ausgeschlossen.

Aus dieser erzwungenen Isolierung und der einhergehenden Verblendung resultiert der Umstand, daß die Raucher in der Regel nicht erkennen, wie sehr sie sich durch ihre Abhängigkeit beim nichtrauchenden Rest der Menschheit diskreditieren. Denn die Raucher signalisieren jedem, dem sie mit Zigarette gegenüber treten, ihre Unfähigkeit, die Sucht zu überwinden. Mit diesem Eingeständnis offenbaren sie das ungelöste Problem ihrem Leben und werten damit ihre Persönlichkeit ab - ohne es wirklich zu merken. Denn die Raucher selbst halten sich mit einer Zigarette im Mundwinkel für attraktiv.

Das Fazit

Als Fazit läßt sich feststellen, daß eine Sucht, wie das Zigarettenrauchen, den Süchtigen mit einer Kombination aus körperlichen Entzugserscheinungen und einer starken pyschischen Abhängigkeit an sich bindet. Diese Charkteristik ist bei nüchterner Betrachtungsweise sogar zwangsläufig, denn lediglich körperliche Entzugserscheinungen ohne die psychische Komponennte in Form von Ängsten, Zweifel bzw. "unerwünschten Gedanken" wären für einen Menschen sehr leicht zu überwinden. So ist die massive Manipulation der Gedanken, das wirkungsvollste Instrument des süchtigen Körpers, den betroffenen Menschen dauerhaft an das jeweilige Gift zu binden.

Erkennen Sie, daß Sie ein Opfer dieser Manipulationen sind, und daß es Ihnen deshalb bis jetzt nicht möglich war diese Sucht zu überwinden. Befreien Sie sich deswegen von allen Gedanken, die Sie behindern könnten. Insbesondere aber von dem Irrglauben des lebenslangen Verzichtes und der Vorstellung, daß es schwierig ist, diese Sucht zu überwinden.

Ich wünschen Ihnen viel Erfolg und würde mich über eine Feedback freuen.

Schreiben Sie an: Ulrich Schweikart
                     Marquardsholz C15
                     D-91161 Hilpoltstein

Oder an: U.Schweikart@t-online.de

Der Ausblick

Hier im letztem Kapitel soll geklärt werden, warum so viele Menschen mit dem Rauchen beginnen, und wie die Gesellschaft diese davor bewahren könnte.

Wie schon ausgeführt, sind Zigarettenraucher nicht labiler als der Rest der Menschheit. Der Einstieg so vieler, vor allem junger Menschen, in diese Sucht hat deswegen ganz offensichtlich andere Gründe.

Eine dieser Ursachen ist das Suchtpotential, denn Zigarettenrauchen macht im Vergleich zu anderen Drogen sehr schnell süchtig. Schon nach wenigen Zigaretten spürt ein mit dieser Droge experimentierender Mensch erste Entzugserscheinungen. Gibt er diesem Verlangen nach, kann er ohne besondere Anstrengung innerhalb weniger Tage süchtig sein. Die Droge Alkohol, als Beispiel genommen, kann dagegen jahrelang regelmäßig konsumiert werden, ohne das daraus zwangsläufig eine körperliche Sucht entsteht. Regelmäßiger Konsum führt zwar auch hier schnell zu einer psychischen Abhängigkeit, aber körperliche Entzugserscheinungen treten erst sehr spät bei regelmäßigem Alkoholmißbrauch auf. Gemessen an der Zahl aller Alkoholkonsumenten ist deshalb nur ein kleiner Teil dieser Gruppe körperlich süchtig und hat Entzugserscheinungen. Bei den Rauchern ist die Situation umgekehrt. Denn die große Mehrheit aller Zigarettenraucher ist körperlich süchtig und hat Entzugserscheinungen. Bei regelmäßigem

Konsum dieser Droge ist die Entstehung einer körperlichen Sucht zwangsläufig.

Das hohe Suchtpotential dieser Droge alleine erklärt aber nicht die tägliche Rekrutierung tausender neuer Raucher. Sondern die Kombination dieser Eigenschaft mit der gesellschaftlichen Akzeptanz des Zigarettenrauchens ist die Ursache für dieses Phänomen. Denn in der Gesellschaft hat das Rauchen eine Sonderstellung gegenüber den anderen Suchtkrankheiten. So werden Raucher im Gegensatz zu anderen Süchtigen von der Gesellschaft nicht geächtet. Ursache für dieses Fehlverhalten ist die scheinbare Ungefährlichkeit dieser Sucht und das massive Schönreden des Lasters durch die Raucher selbst.

Diese zu positive Einstellung der Gesellschaft gegenüber dem Zigarettenrauchen wird von Kindern und Jugendlichen sehr leicht mißverstanden und führt dazu, daß von diesen unerfahrenen Menschen die Gefahr des Rauchens unterschätzt wird.

Will die Gesellschaft also verhindern, daß nach wie vor jeden Tag unzählige Jugendliche mit Zigaretten experimentieren, muss die Sucht des Zigarettenrauchens in das richtige Licht gestellt und auch von ihr geächtet werden. So dürfte weder dem einzelnen Raucher Verständnis entgegengebracht werden, noch dürfte es Zugeständnisse an die Gruppe der Raucher geben. Auf diese Art und Weise würde der Jugend gezeigt, wie diese Sucht richtig zu bewerten ist.

Jede Raucherecke, jeder öffentliche Aschenbecher oder etwa ein Raucherabteil in einem Zug signalisiert aber eine gewisse Akzeptanz gegenüber den Rauchern. Hier ist der Gesellschaft prinzipielles Fehlverhalten vorzuwerfen. Anstatt die Zigarettenraucher durch das Aufstellen von Aschenbechern indirekt zu bestätigen, und die Kosten für die Entsorgung der Allgemeinheit aufzubürden, wäre es besser, die Verantwortung für die Entsorgung der Zigarettenkippen inklusive der dabei anfallenden Kosten den Rauchern selbst zu übertragen. Das Entsorgen der Stummel durch einfaches Wegwerfen sollte sich die Gesellschaft von den Rauchern nicht bieten lassen.

Ein weiterer Ansatzpunkt ist das Verhängen von Rauchverboten. Diese sollten an möglichst vielen Orten ausgesprochen werden. Insbesondere aber in öffentlichen Gebäuden und vor allem in Schulen sollte das Rauchen für niemanden erlaubt sein. Denn jedes Rauchverbot entlarvt die Süchtigen in ihrer scheinbaren Herrlichkeit und stellt damit das Rauchen in das richtige Licht.

Überhaupt erscheint permanentes Contra der Nichtraucher gegenüber den Rauchern angebracht, denn nur so können die Raucher immer wieder daran erinnert werden, daß es keine positiven Aspekte dieser Sucht gibt. Dieses strenge Auftreten sind wir unseren Mitmenschen schuldig, wenn wir nicht wollen, daß sie ähnlich schlechte Erfahrungen machen wie wir selbst.

Die Beschäftigten der Tabakindustrie bereiten dabei keine Sorgen, denn die Menschen werden ihr Geld anstatt für Zigaretten anderweitig ausgeben, und auf diese Art und Weise genügend neue Arbeitsplätze schaffen. Auch der Finanzminister wird einen Ausweg finden und eine neue Steuer kreiren, es gibt also nichts was gegen eine zigarettenfreie Zukunft spricht.